Roland Niedner/Reinhild Berger
Heuschnupfen und Arzneimittel

Patienten-Beratung

Heuschnupfen und Arzneimittel

Von
Prof. Dr. med. Roland Niedner,
Chefarzt der Klinik für Dermatologie,
Potsdam

und Apothekerin
Reinhild Berger,
Stuttgart

mit 10 Abbildungen
und 2 Tabellen

medpharm
medpharm Scientific Publishers Stuttgart 1994

Ein Markenzeichen kann warenzeichenrechtlich geschützt sein, auch wenn ein Hinweis auf etwa bestehende Schutzrechte fehlt.

Die Deutsche Bibliothek – CIP-Einheitsaufnahme

Niedner, Roland:
Heuschnupfen und Arzneimittel / von Roland Niedner und Reinhild Berger. – Stuttgart : Medpharm Scientific Publ., 1994
　(Edition medpharm : Patienten-Beratung)
　ISBN 3-88763-031-9
NE: Berger, Reinhild:

Jede Verwertung des Werkes außerhalb der Grenzen des Urheberrechtsgesetzes ist unzulässig und strafbar. Dies gilt insbesondere für Übersetzung, Nachdruck, Mikroverfilmung oder vergleichbare Verfahren sowie für die Speicherung in Datenverarbeitungsanlagen.
© 1994 Medpharm Scientific Publishers GmbH
Birkenwaldstraße 44, 70191 Stuttgart
Printed in Germany
Gesamtherstellung: Kösel, Kempten
Zeichnungen: Barbara Kohm, Leonberg
Umschlaggestaltung: Atelier Schäfer, Esslingen

Vorwort

Die Apotheke der 90er Jahre bietet mehr als die zuverlässige und sachgerechte Versorgung der Bevölkerung mit Arzneimitteln: Sie will zusätzlich kompetenter Ansprechpartner sein für alle Fragen im Zusammenhang mit Gesundheit oder Krankheit. Dieses Angebot an Kunden und Patienten einer Apotheke steht in gar keinem Fall in Konkurrenz zu den von Ärzten erbrachten Leistungen. Im Gegenteil, die Zusammenarbeit von Apothekern und Ärzten kann sich hier optimal ergänzen – im Interesse der Bevölkerung. Jeder Apotheker wird einen ratsuchenden Patienten, der seine Beschwerden schildert, schon im Zweifelsfall und erst recht bei erkennbarem Vorliegen einer ernsthaften Gesundheitsstörung sofort an den Arzt verweisen.

In sich ergänzender Zusammenarbeit zwischen einem Arzt und einer Apothekerin – im Interesse der betroffenen Patienten – entstand auch dieses Arzneimittel-Taschenbuch. Es gibt in leicht verständlicher Sprache Antworten auf die wichtigsten Fragen zur Entstehung und Behandlung des Heuschnupfens. Unsere Informationen sollen dazu beitragen, daß die Patienten Hintergründe und Zusammenhänge ihrer Krankheit besser verstehen lernen. Nur wer versteht, was in seinem Körper abläuft und wie sich diese Abläufe durch Arzneimittel oder sonstige Behandlungen beeinflussen lassen, kann in eigener Verantwortung entscheiden und im Interesse seiner Gesundheit handeln. Die Verfasser würden sich freuen, wenn dieses Buch möglichst viele leid-

Vorwort

geplagte Patienten in die Lage versetzt, ihre Krankheit besser in den Griff zu bekommen. Selbstverständlich kann und soll das Arzneimittel-Taschenbuch nicht den Gang zum Arzt ersetzen. Doch es macht vielleicht dem einen oder anderen Betroffenen bewußt, daß es keine „Wundermittel" geben kann, daß auch die moderne Medizin ihre Grenzen hat. Doch innerhalb dieser Grenzen ist heute so viel an Linderung und Hilfe möglich, wie wir es hier aufzeigen.

Prof. Dr. med. Roland Niedner
Apothekerin Reinhild Berger

Inhalt

Seite

- **Vorwort** — 5
- **Einführung** — 9
- **1. Das Krankheitsbild und seine Ursachen** — 17
- **2. Strategien zur Vermeidung der Krankheitssymptome** — 26
- **3. Anwendung von Arzneimitteln** — 32
  - 3.1 Nasen- und Augentropfen mit vorbeugender Wirkung — 34
  - 3.2 Nasen- und Augentropfen mit Sofortwirkung — 35
  - 3.3 Nasentropfen für den „Notfall" — 36
  - 3.4 Arzneimittel zum Einnehmen — 39
  - 3.5 Cortison-haltige Arzneimittel — 44
- **4. Die Hyposensibilisierung** — 47

Einführung

Drei Millionen Heuschnupfenkranke

Allergie gegen Blütenpollen

Mindestens drei Millionen Menschen in der Bundesrepublik Deutschland plagen sich – oft wochenlang – mit einem Heuschnupfen herum. Ursache für einen Heuschnupfen ist eine Überempfindlichkeit des Körpers (= Allergie) gegen schon geringste Mengen der Blütenpollen von Bäumen und Pflanzen. Alljährlich, zu deren Blütezeit, bekommt der Heuschnupfen-Patient seinen gefürchteten „Anfall". Und so können die typischen Anzeichen aussehen, die einem Anfall vorausgehen:

- Abgeschlagenheit
- gesteigerte Reizbarkeit
- Kopfschmerzen im Bereich von Stirn und Nasenwurzel
- Brennen und Jucken an den Augen
- Kratzen und Kribbeln in der Nase und im Rachenraum.

Nach spätestens fünf Tagen erreichen die Beschwerden dann ihren Höhepunkt. Die typischen Kennzeichen des Heuschnupfenanfalls lassen sich so beschreiben:

Typische Krankheitszeichen

- Das Jucken in den Augen verschlimmert sich. Die Augen tränen, die Bindehaut rötet sich, das Lid schwillt.
- Der Patient leidet unter Niesanfällen, aus der Nase läuft dünnflüssiges Sekret.

Einführung

- Die Nasenschleimhaut schwillt an, verfärbt sich bläulich-rot, die Nasenatmung ist stark behindert.
- Weil der Patient durch den Mund atmen muß, trocknet die Mundschleimhaut aus.
- Im schlimmsten Fall kann eine echte Atemnot auftreten.

Wie kommt es zum Ausbruch der Krankheit?

Kein Mensch wird mit einer Allergie geboren

Die Veranlagung, an Heuschnupfen zu erkranken, ist nach heutigen Erkenntnissen vererblich. Allerdings wird kein Mensch mit einer Allergie geboren. Eine Allergie, also auch ein Heuschnupfen, wird immer im Laufe des Lebens erworben – oft schon im Kleinkindalter. Vererbung kann für die Entstehung eines Heuschnupfens immer nur mitverantwortlich sein. Die Krankheit entwickelt sich durch wiederholten Kontakt mit dem allergieauslösenden Stoff, der im Körper zu einer sogenannten Sensibilisierung führt.

Was im Körper abläuft

Doch wie kommt es nun zum Ausbruch der Krankheit? Der sensibilisierte Organismus beginnt, Eiweißkörper gegen das Allergen, also den allergieauslösenden Stoff, zu bilden. Diese Eiweißkörper heißen Immunglobuline. Im Fall des Heuschnupfens spielt das Immunglobulin E (auch IgE genannt) eine entscheidende Rolle. Das Immunglobulin E sitzt auf der Oberfläche bestimmter Körperzellen, den Mastzellen. Dringen nun z.B. Blütenpollen über die Nasenschleimhaut in den Organismus ein, kommt es zu einer Reaktion zwischen Pollen und dem auf der Zelloberfläche gebundenen Immunglobulin E. Diese Reaktion wirkt als Reiz auf die Mast-

Einführung

Histaminfreisetzung und Folgen

zelle, bestimmte Stoffe, sogenannte Mediatoren, aus ihrem Zellinneren freizusetzen. Mediatoren sind Botenstoffe, die weitere Reaktionsabläufe im Körper vermitteln. Der bekannteste Mediator ist das Histamin. Die aus den Mastzellen freigesetzten Mediatoren, z. B. das Histamin, setzen nun die eigentlichen Heuschnupfensymptome im Körper in Gang: Das Anschwellen der Nasenschleimhäute, die Augenrötung usw.

Am besten: Vorbeugende Maßnahmen

Hat man die der Krankheit zugrunde liegenden Tatsachen verstanden, so müssen auch die zur Verfügung stehenden Behandlungsmethoden einleuchten. An welchen Stellen läßt sich nun in das Krankheitsgeschehen eingreifen? Die erste und wichtigste Möglichkeit, einen Heuschnupfen zu verhindern, besteht darin, den Kontakt mit den allergieauslösenden Pollen zu meiden. Dann kann auch der sensibilisierte Organismus keine Symptome entwickeln. Doch das ist leichter gesagt als getan.

Immerhin können die Betroffenen ein paar Regeln befolgen, die ihnen helfen, „ihre" Heuschnupfenzeit besser zu überstehen.

Kontakt mit Pollen möglichst meiden

- Wer allergisch auf blühende Wiesengräser reagiert, sollte sich zur Zeit der Grasblüte nicht auf oder in der Nähe von Wiesen aufhalten. Den Rasen am eigenen Haus sollte man so kurz mähen, daß er keine Blüten und keine Pollen entwickelt.
- Ein Baumpollenallergiker sollte die für ihn gefährlichen Bäume meiden und auf dem

Einführung

Weg zur Arbeit oder zur Schule auch Umwege in Kauf nehmen, um der Baumblüte zu entkommen.
- In der kritischen Saison nie mit offenen Autofenstern herumfahren und keinen Ventilator benutzen, der die Pollen ins Auto hineinschleudern könnte.

Arzneimittel zur Vorbeugung

Augen- und Nasentropfen vorbeugend anwenden

Die zweite Möglichkeit ist eine vorbeugende Behandlung mit Arzneimitteln. Dafür stehen Augen- und Nasentropfen zur Verfügung, die z. B. den Wirkstoff Cromoglicinsäure enthalten. Dieser Arzneistoff wirkt stabilisierend auf die Hülle (= Membran) der Mastzellen, in deren Innern die bereits beschriebenen Mediatoren darauf warten, freigesetzt zu werden und somit das Krankheitsgeschehen einzuleiten.

Benutzt der Patient nun frühzeitig, das heißt mindestens zwei Wochen vor Beginn des zu erwartenden Heuschnupfens, Cromoglicin-haltige Nasen- und Augentropfen, so kann er seine Mastzellhüllen schrittweise derartig stabilisieren, daß der Körper bei einem Kontakt mit den allergieauslösenden Pollen nicht mehr reagiert. Da die Mediatoren, wie z. B. das Histamin, die Mastzelle nicht mehr verlassen können, treten auch keine Heuschnupfensymptome mehr auf. Es leuchtet ein, daß diese Art von Arzneimitteln nur vorbeugend hilft. Ist der Heuschnupfen erst einmal ausgebrochen, lassen sich die Mastzell-Membranen nicht mehr ausreichend stabilisieren, um den Krankheitsablauf zu verhindern. Im übrigen ist die Behandlung mit Cromoglicinsäu-

Einführung

re völlig frei von Nebenwirkungen. Entsprechende Arzneimittel sind ohne Rezept in der Apotheke erhältlich. Für die erfolgreiche Behandlung ist es wichtig, die Gebrauchsanweisung genau einzuhalten. (Weitere Informationen über diese Gruppe vorbeugend wirksamer Arzneimittel finden Sie ab Seite 34.)

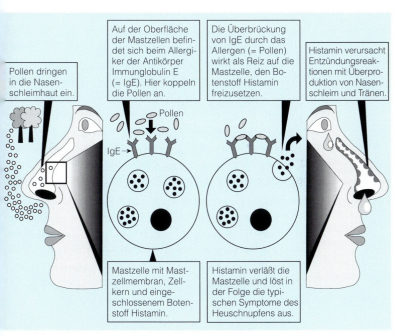

Abb. 1: Wie kommt es zum Ausbruch der Krankheit?

Einführung

Schritt für Schritt unempfindlicher

**Bewährt:
die spezifische
Immuntherapie**

Eine weitere vorbeugende Maßnahme, die jedoch nur der Arzt durchführen kann, ist die sogenannte Hyposensibilisierung, auch spezifische Immuntherapie (SIT) genannt. Es handelt sich dabei um ein bewährtes Verfahren, den gesamten Organismus unempfindlich gegenüber den allergieauslösenden Stoffen (= Allergenen) zu machen. Das geschieht, indem in den Körper regelmäßig kleine, sich steigernde Mengen des Allergens in den Oberarm gespritzt werden. Dadurch nimmt die Empfindlichkeit des Körpers gegen das Allergen ganz allmählich ab, bis letztlich keine allergische Reaktion mehr stattfindet. Der Vorgang läßt sich so erklären: Der Organismus entwickelt einen Eiweißstoff, das Immunglobulin G, einen sogenannten blockierenden Antikörper. Diese Antikörper blockieren die in den Körper eindringenden Allergene und helfen so, die allergieauslösende Reaktion zu verhindern. Die Erfolgsraten bei einer Hyposensibilisierung schwanken beträchtlich. Leider bleiben die Erfolge auch nicht lebenslang bestehen, so daß die Behandlung nach ein paar Jahren wiederholt werden muß. (Nähere Informationen über den Ablauf und die Erfolgsaussichten der Hyposensibilisierung finden Sie ab Seite 47.)

Einführung

Wenn vorbeugende Maßnahmen nicht helfen

Doch was läßt sich nun tun, wenn vorbeugende Maßnahmen versäumt wurden oder aber nicht zum Erfolg geführt haben? Für alle Schweregrade der Heuschnupfenbeschwerden gibt es heute hochwirksame, gut verträgliche Arzneimittel.

Schnelle Hilfe durch Antihistaminika

An erster Stelle stehen die Antihistaminika. Es gibt Präparate zur innerlichen Anwendung und zur örtlichen Anwendung an Augen und Nase. Diese Arzneimittel unterdrücken die Wirkung des körpereigenen Histamins. Es gibt eine Vielzahl verschiedener Antihistaminika (siehe ab Seite 39). Sie unterscheiden sich im wesentlichen in ihrer Wirkdauer (zwischen drei und acht Stunden) und in ihrer unterschiedlich stark beruhigenden bzw. Müdigkeit verursachenden Wirkung. Viele Antihistaminika sind ohne Rezept in der Apotheke erhältlich. Diese Arzneimittel wirken sehr erfolgreich, wenn sie in den richtigen zeitlichen Abständen angewendet werden. Es ist auch möglich, sie nur bei Bedarf anzuwenden, z.B. wenn man weiß, daß man nur zu bestimmten Zeiten einem Pollenflug ausgesetzt ist. Der Vorteil ist, daß ihre Wirkung sehr schnell einsetzt, oft schon innerhalb von 20 Minuten. Es ist

Beipackzettel genau lesen!

empfehlenswert, den Beipackzettel des jeweiligen Arzneimittels genau zu lesen und die Dosierungsempfehlungen sorgfältig einzuhalten, sofern der Arzt keine besonderen Ratschläge erteilt hat.

Einführung

Für ganz schwere Fälle: Cortison

Nur unter ärztlicher Kontrolle

Manche Formen des Heuschnupfens zeigen ein so starkes Beschwerdebild, daß eine Behandlung mit Antihistaminika nicht ausreicht. In diesen schweren Fällen kann es ratsam sein, auf Glucocorticoide, also Cortison-haltige Arzneimittel zurückzugreifen. Glucocorticoide sind alle verschreibungspflichtig und sollten nur unter ärztlicher Kontrolle angewandt werden! Sinnvoll ist die Verordnung niedrig dosierter Tabletten, gegebenenfalls eine örtliche Behandlung mit Lösungen und Sprays. Auf gar keinen Fall dürfen Glucocorticoide in Form von Kristall-Suspensionen gespritzt werden! Die „Cortison-Spritze gegen Heuschnupfen" ist nach modernen medizinischen Erkenntnissen als ärztlicher Kunstfehler zu bezeichnen! (Nähere Informationen über die Cortison-Therapie ab Seite 44.)

Viele Fragen – sachkundige Antworten

Die Apotheke berät

Diese Einführung sollte einen kleinen Überblick vermitteln über die Entstehung des Heuschnupfens und die Möglichkeiten, in dieses Geschehen einzugreifen. Mit Sicherheit haben Sie jetzt noch viele Fragen. Blättern Sie weiter – dann finden Sie ausführliche Antworten auf die wichtigsten Fragen zum Thema Heuschnupfen. Weitere Informationen zu allen in diesem Buch genannten Arzneimitteln erhalten Sie jederzeit in Ihrer Apotheke!

1. Das Krankheitsbild und seine Ursachen

Heuschnupfen – was ist das?

Formenkreis der atopischen Erkrankungen

Der Heuschnupfen gehört zum Formenkreis der atopischen Erkrankungen. Atopische Erkrankung, das bedeutet, daß der Organismus andersartig, ungewöhnlich reagiert. Die ungewöhnliche Reaktion ist gekennzeichnet durch die Bereitschaft, gegen Stoffe aus unserer natürlichen Umwelt, wie Pollen, Sporen, Hausstaub, Nahrungsmittel u.a. eine Überempfindlichkeit (= Allergie) zu entwickeln. Schon kleinste Mengen des allergieauslösenden Stoffes können beim Allergiker zu Krankheitssymptomen und lästigen Beschwerden führen. Im Falle des Heuschnupfens sind Blütenpollen die allergieauslösenden Stoffe.

Weitere Krankheiten, die zum atopischen Formenkreis zählen, sind die Neurodermitis und das Asthma.

Mediziner nennen den Heuschnupfen auch Pollinosis. In angelsächsischen Ländern ist die Bezeichnung „Heufieber" gebräuchlich.

Das Krankheitsbild und seine Ursachen

Wie sehen die typischen Beschwerden beim Heuschnupfen aus?

Schnupfennase, gerötete Augen

Die Symptome des Heuschnupfens reichen vor einer laufenden bis völlig verstopften „Schnupfen"-Nase, von leichtem Niesen bis hin zu schwersten Niesattacken. Meist sind zusätzlich die Bindehäute der Augen gerötet und entzündet (Konjunktivitis = Bindehautentzündung). Der Patient leidet unter quälendem Juckreiz an den Augen. Auch eine Schwellung der Stimmbänder mit Heiserkeit ist möglich. In extremen Situationen, wenn sich ein gegen Wiesengräser allergischer Patient auf einer blühenden Wiese befindet, kann es auch zu einer starken Reizung der oberen Luftwege und Hustenreiz kommen. Im schlimmsten Fall treten asthmatische Beschwerden, also Atemnot, aufgrund starker Schleimhautschwellung an den Bronchien auf.

Heuschnupfen-Symptome

- Nasenlaufen
- Verstopfte Nase
- Bindehautentzündung
- Heiserkeit
- Hustenreiz
- Abgeschlagenheit
- Asthmatische Beschwerden
- Nesselsucht

Das Krankheitsbild und seine Ursachen

Ist Heuschnupfen erblich?

> Vererbung ist möglich

Die Veranlagung, an Heuschnupfen zu erkranken, ist sicher vererblich. Es gibt ganze Familien, die an Heuschnupfen leiden.

Allerdings: Kein Mensch wird mit einer Allergie geboren. Eine Allergie, also auch ein Heuschnupfen, wird immer im Laufe des Lebens erworben – oft schon im Kleinkindalter. Vererbung kann also für die Entstehung des Heuschnupfens nur mitverantwortlich sein. Die entscheidende Rolle für den Ausbruch der Krankheit spielt der wiederholte Kontakt mit dem allergieauslösenden Stoff, auf den der Körper schließlich überschießend („allergisch") reagiert.

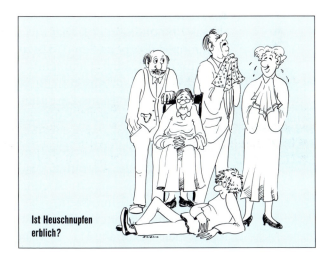

Ist Heuschnupfen erblich?

Das Krankheitsbild und seine Ursachen

Was läuft denn im Körper eines Heuschnupfenkranken ab, wenn er mit Pollen in Berührung kommt?

Was ist Sensibilisierung?

Ein Heuschnupfen wird immer im Laufe des Lebens erworben. Das heißt: Beim ersten Kontakt mit den Pollen bestimmter Pflanzen, z.B. einer Birke, zeigt der Körper keinerlei Reaktion. Erst durch weitere Kontakte, die sich über Jahre hinweg erstrecken können, kann es im Körper zu einer krankhaften Reaktion kommen. Man spricht auch von Sensibilisierung. Der Organismus beginnt nun, Eiweißkörper gegen das Allergen, also den allergieauslösenden Stoff, zu bilden. Diese Eiweißstoffe heißen Immunglobuline. Im Fall des Heuschnupfens spielt das Immunglobulin E (auch IgE genannt) die entscheidende Rolle.

Reaktion zwischen Pollen und Immunglobulin E

Das Immunglobulin E sitzt auf der Oberfläche bestimmter Körperzellen (Mastzellen). Dringen nun über die Nasenschleimhäute die allergieauslösenden Stoffe, in unserem Beispiel Birkenpollen, in den Organismus ein, kommt es zu einer Reaktion zwischen Pollen und dem auf der Zelloberfläche gebundenen Immunglobulin E (siehe Abbildung S. 13). Diese Reaktion wirkt als Reiz auf die Mastzelle, bestimmte Stoffe aus ihrem Zellinneren freizusetzen, sogenannte Mediatoren. Mediatoren sind Stoffe, die weitere Reaktionsabläufe vermitteln. Der bekannteste Mediator ist das Histamin. Die Mediatoren, z.B. das Histamin, setzen nun die eigentlichen Heuschnupfensymptome im Körper in Gang: Das Anschwellen der Nasenschleimhäute, Rötung der Bindehäute usw.

Das Krankheitsbild und seine Ursachen

Ist das Auftreten von Heuschnupfen altersabhängig?

Meist trifft es Teenager

Ein Heuschnupfen kann grundsätzlich in jedem Alter auftreten. In der Regel sind jedoch kleine Kinder und ältere Menschen eher selten betroffen. Der Häufigkeitsgipfel der Erkrankung liegt zwischen dem 12. bis 16. Lebensjahr. Aber auch im Alter von 30 bis 35 kann man zum ersten Mal noch einen Heuschnupfen bekommen. Allerdings wird es mit fortschreitendem Alter immer unwahrscheinlicher, erstmalig an Heuschnupfen zu erkranken.

Einmal Heuschnupfen – immer Heuschnupfen? Bleibt ein Heuschnupfen lebenslang bestehen?

Beschwerden ändern sich im Lauf des Lebens

Wie bei allen Allergien muß man davon ausgehen, daß der Heuschnupfen das ganze Leben lang besteht. Allerdings kann sich die Symptomatik, also das Erscheinungsbild der Beschwerden, verändern. Der erste große Wechsel im Erscheinungsbild tritt oft schon mit der Pubertät auf. Das heißt, es kommt gerade während oder nach der Pubertät zu einer Abschwächung der Symptome. Im Laufe der Jahre wird der Patient in der Regel immer weniger von den Krankheitserscheinungen spüren. Im Einzelfall ist es aber auch möglich, daß eine sehr stark ausgeprägte Symptomatik lebenslang besteht. Doch die Wahrscheinlichkeit spricht eher für ein allmähliches Abklingen der Beschwerden mit zunehmendem Lebensalter.

Erkältungsschnupfen und Heuschnupfen – gibt es da Unterschiede?

Auch der Laie kann einen virusbedingten Erkältungsschnupfen von einem Heuschnupfen unterscheiden. Der Erkältungsschnupfen wird im Volksmund bekanntlich so beschrieben:

Erkältungsschnupfen verschwindet nach etwa neun Tagen

Drei Tage kommt er.
Drei Tage bleibt er.
Drei Tage geht er.

In der Regel wird der Erkältungsschnupfen also nach etwa neun Tagen verschwunden sein.

Ein Heuschnupfen ist dagegen zeitlich abhängig von der Dauer des Pollenflugs, auf den der betroffene Mensch allergisch reagiert. Heuschnupfenpatienten kennen „ihre Saison" meist recht gut. Sie wissen, ob es die „Frühblüher" oder die „Spätblüher" sind, unter denen sie zu leiden haben.

Es gibt allerdings auch einen allergisch bedingten saisonunabhängigen Dauerschnupfen, ausgelöst durch z. B. Hausstaub, dem der Betroffene ganzjährig ausgesetzt ist.

Abgesehen vom zeitlichen Verlauf gibt es noch einen Unterschied zwischen Erkältungsschnupfen und Heuschnupfen: Beim Erkältungsschnupfen fließt aus der Nase ein dickflüssiges, eitriges, gelb-grünes Sekret. Beim Heuschnupfen dagegen ist das Sekret dünnflüssig, wäßrig, nahezu wasserklar.

Unterschiede im Nasensekret

Das Krankheitsbild und seine Ursachen

Fiebrig, müde, abgeschlagen

Ein Erkältungsschnupfen kann in einen grippalen Infekt übergehen, bei dem der Patient sich fiebrig und abgeschlagen fühlt. Die Abgeschlagenheit ist jedoch kein typisches Kennzeichen eines Erkältungsschnupfens. Auch bei einer stark ausgeprägten Heuschnupfensymptomatik kann der Patient sich müde und abgeschlagen fühlen.

Ist die Umweltverschmutzung schuld an der Zunahme von Heuschnupfenanfällen?

Aggressive Umwelt kann Reizungen verstärken

Es ist richtig, daß die Anzahl der Heuschnupfenfälle in den letzten Jahren zugenommen hat. Daß hier auch Umwelteinflüsse eine Rolle spielen, läßt sich wohl nicht abstreiten. Jedoch sind die Mechanismen, denen man eine Schuld zuweisen könnte, im einzelnen noch unklar. Vorstellbar ist aber, daß eine aggressive Umwelt, die Belastung der Luft mit Schadstoffen, verstärkt zu Reizungen der oberen Luftwege führt. Besteht dann zusätzlich eine ererbte Veranlagung zu einem Heuschnupfen, so kann die ständige Reizung der Luftwege durch Umwelteinflüsse sicher den Ausbruch der Krankheit beschleunigen.

Das Krankheitsbild und seine Ursachen

Sind Großstadtbewohner eher vom Heuschnupfen betroffen als Landbewohner?

Schmutzige Großstadt, Wiesengräser auf dem Land

Hier gibt es keine aussagekräftigen Statistiken. Es ist aber Tatsache, daß Großstadtbewohner stärker der Luftverschmutzung ausgesetzt sind und weniger Kontakt zu Pollen haben. Beim Landbewohner ist es umgekehrt: Er kommt wesentlich stärker mit Pollen in Kontakt, vor allem mit Wiesengräsern. Dafür dürfte in ländlichen Gebieten die Luftverschmutzung (noch) eine eher untergeordnete Rolle spielen. Insgesamt wird sich die Belastung der Großstadtbewohner gegenüber der der Landbewohner die Waage halten.

Sind die Beschwerden beim Heuschnupfen abhängig von der Tageszeit?

Am Morgen erträglich, abends schlechter

Üblicherweise sind die Symptome des Heuschnupfenpatienten am Morgen erträglich und verschlechtern sich im Laufe des Tages. Schließlich ist der Patient tagsüber, vor allem wenn er sich im Freien aufhält, den allergieauslösenden Pollen besonders intensiv ausgesetzt.

Viele Patienten haben aber auch nachts die typischen Beschwerden. Der Grund dafür: Die Pollen haben sich tagsüber in der Kleidung, vor allem aber auch in den Haaren des Betroffenen festgesetzt. Nachts rieseln dann die Pollen aus

Nächtliche Beschwerden verringern

dem Haar auf das Kopfkissen und gelangten in die Nasenschleimhäute des Patienten. So kann es passieren, daß der Patient mitten in der Nacht von heftigen Niesattacken geplagt ist, seine Augen und Nasenschleimhäute anschwellen.

Das Auftreten dieser nächtlichen Beschwerden läßt sich durch das Tragen eines Kopftuches oder durch gründliches Duschen und Haarewaschen vor dem Zubettgehen verhindern.

2. Strategien zur Vermeidung der Krankheitssymptome

Welche Möglichkeiten gibt es, in den Krankheitsablauf des Heuschnupfens einzugreifen, um die lästigen Beschwerden zu vermeiden?

Kontakt mit Pollen vermeiden

Die erste und wichtigste Möglichkeit, einen Heuschnupfen zu verhindern, besteht darin, den Kontakt mit den allergieauslösenden Pollen zu vermeiden. Ein Patient, der allergisch auf die Pollen von Wiesengräser reagiert, sollte sich zu Zeiten der Grasblüte nicht auf oder in der Nähe von Wiesen aufhalten. Wer vor dem eigenen Haus einen Rasen hat, sollte ihn nicht zur Wiese aufschießen lassen, sondern frühzeitig und konsequent den Rasenmäher einsetzen. Kurzgemähtes Gras entwickelt keine Blüten und somit auch keine Pollen.

Ein Baumpollenallergiker sollte gegebenenfalls auf dem Weg zur Arbeit Umwege in Kauf nehmen, wenn er so der Baumblüte entkommen kann.

Die Betroffenen sollten in der kritischen Saison nie mit offenen Autofenstern fahren und keinen Ventilator benutzen, weil auf diesem Weg reichlich Pollen in den Innenraum des Autos gelangen. Neben diesen vorbeugenden Vorsichtsmaßnahmen, die nicht immer leicht durchzuführen sind, gibt es auch Möglichkeiten

Strategien zur Vermeidung der Krankheitssymptome

Medikamentös vorbeugen, die Empfindlichkeit herabsetzen

der vorsorglichen, medikamentösen Behandlung (siehe Seite 34). Und schließlich kann man beim Facharzt eine spezifische Immuntherapie (= Hyposensibilisierung) durchführen lassen. Das bedeutet, der Arzt unternimmt den Versuch, den Patienten gegen die allergieauslösenden Pollen unempfindlich zu machen (siehe Seite 47).

Wie kann der Patient herausfinden, gegen welche Pollen er allergisch reagiert?

Eigene Beobachtungen anstellen

Manche Patienten finden aufgrund eigener Beobachtungen heraus, gegen welche Pollen sie allergisch reagieren. Treten z.B. die Heuschnupfensymptome nur in der Nähe blühender Birken auf, so ist die Sache ziemlich klar: Nur Birkenpollen sind die Allergieauslöser. Der Patient kann sich helfen, indem er den Aufenthalt in der Nähe blühender Birken vermeidet.

Diagnose beim Arzt

Oft ist eine Zuordnung aber sehr schwierig, weil man mit einer Vielzahl von Pflanzen, Bäumen, Gräsern und Büschen in Berührung kommt oder aber gegen mehrere Pollenarten allergisch ist. In diesen Fällen ist es sinnvoll, einen Arzt aufzusuchen. Dem Arzt stehen diagnostische Methoden zur Verfügung, mit deren Hilfe sich die allergieauslösenden Pollen oder Stoffe genau ermitteln lassen.

Strategien zur Vermeidung der Krankheitssymptome

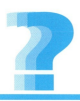

Welche Möglichkeiten hat der Arzt, die allergieauslösenden Pollen herauszufinden?

Manchmal reicht eine Blutuntersuchung

In manchen Fällen reicht schon eine Blutuntersuchung aus. Wie bereits erwähnt, bildet der Körper gegen den allergieauslösenden Stoff bestimmte Antikörper, die Immunglobuline E. Diese Antikörper lassen sich im Blut nachweisen. Je nach Art des Pollens bildet der Körper spezifische Immunglobuline. Es läßt sich also feststellen, ob im Blut des Patienten IgE gegen Birkenpollen, Gräserpollen, Schimmelpilze oder sonstige Stoffe, vorhanden ist. Leider führt eine Blutuntersuchung nicht immer zu einem Ergebnis, weil die Konzentration an IgE im Blut mitunter zu niedrig ist.

Prick- oder Scratch-Test

Die zweite Möglichkeit, die der Arzt hat, ist eine Austestung am Unterarm des Patienten. Beim sogenannten Prick-, IC- oder Scratch-Test wird die Haut nur so leicht eingeritzt, daß es schmerzfrei zu einer ganz leichten Schädigung der Hornhaut kommt, ohne daß eine Blutung auftritt. Auf diese Hautstelle trägt der Arzt eine Testsubstanz auf. Im positiven Fall, also wenn die Testsubstanz einen allergieauslösenden Stoff enthält, kommt es bereits nach etwa 20 Minuten zu einer Hautreaktion.

Zu Beginn der Austestung wird der Arzt Mischlösungen verwenden, z.B. eine Mischung verschiedener Baumpollen oder verschiedener Gräserpollen. Je nach Reaktion des Patienten werden dann die Mischungen in immer weniger Bestandteile aufgelöst, so daß am Ende eine klare Diagnose steht.

Strategien zur Vermeidung der Krankheitssymptome

Welche Hilfe läßt sich von Pollenflugdiensten erwarten?

Nützliche Vorhersagen

Pollenflugwarndienste mit ihren Vorhersagen sind eine sehr sinnvolle Einrichtung, die es aber leider in der Bundesrepublik nicht flächendeckend gibt. Vor allem für Stadtbewohner kann eine Pollenflugvorhersage sehr hilfreich sein. Bei hohem Luftdruck fliegen die Pollen oft kilometerweit. Ist der Patient durch entsprechende Vorhersagen gewarnt, kann er Fenster und Türen seiner Wohnung schließen und einen Aufenthalt im Freien vermeiden.

Was ist ein Pollenkalender?

Orientierungshilfe

Pollenkalender nennen die ungefähren Blütezeiten der bei uns einheimischen Pflanzen, deren Pollen Heuschnupfen auslösen können. So hat der Patient eine Orientierungshilfe, sofern er „seine" allergieauslösenden Pollen genau kennt (siehe S. 30).

Strategien zur Vermeidung der Krankheitssymptome

Vorbeugende Maßnahmen

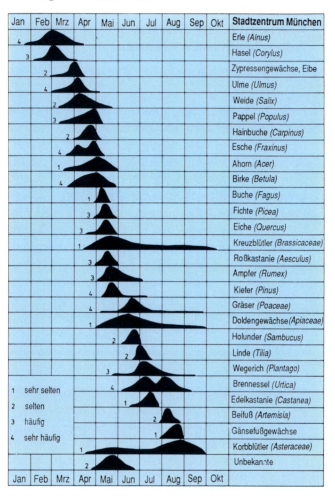

Abb. 2: Pollenflugkalender, der die jahreszeitliche Verbreitung der häufigsten Pollen angibt (Wiedergabe einer Abbildung aus E. Stix, Pollenkalender). Nicht alle Pollen besitzen die gleiche allergologische Bedeutung.

Können Gesichtsmasken dem Heuschnupfenpatienten einen sicheren Schutz vor Pollen bieten?

Im Alltag nicht sinnvoll

Auch wenn derartige Masken mitunter empfohlen wurden, ist ihr Gebrauch im Alltag weder zumutbar noch sinnvoll. Zum einen ist das Tragen einer Maske unbequem, zum anderen wird es immer durchlässige Stellen geben, durch die die Pollen trotzdem eindringen können.

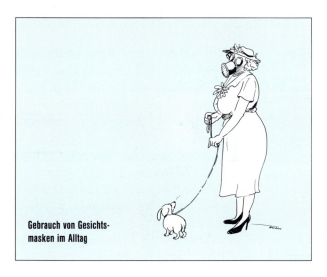

Gebrauch von Gesichtsmasken im Alltag

3. Anwendung von Arzneimitteln

Gibt es Arzneimittel der ersten Wahl, der zweiten Wahl, empfehlenswerte Kombinationen zur Behandlung des Heuschnupfens?

Zunächst milde Mittel anwenden

Zu Beginn einer Behandlung sollte man immer versuchen, mit den mildesten Mitteln auszukommen. Mittel der ersten Wahl sind die Cromoglicinsäure oder Spagluminsäure – beide zur örtlichen Anwendung als Nasen- und/oder Augentropfen.

Wenn die vorbeugende Wirkung dieser Mittel nicht ausreicht, um die Heuschnupfenbeschwerden in den Griff zu bekommen, ist in der nächsten Stufe die Anwendung von Antihistaminika anzuraten.

Verschiedene Antihistaminika lassen sich auch miteinander kombinieren. Es gibt in dieser Gruppe Mittel zur örtlichen Anwendung und zur Einnahme. Einige der neueren Arzneistoffe zur innerlichen Anwendung machen nicht müde; sie sind daher gut für die Einnahme tagsüber geeignet. Die Mehrzahl der Antihistaminika hat allerdings einen sedierenden (= müde machenden) Effekt. Diese sind besonders für die Nacht geeignet, weil sie einen guten Schlaf sicherstellen. Vor allem für Kinder kann es wichtig sein,

Manche Arzneistoffe machen müde

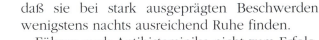
Anwendung von Arzneimitteln

daß sie bei stark ausgeprägten Beschwerden wenigstens nachts ausreichend Ruhe finden.

Führen auch Antihistaminika nicht zum Erfolg, ist es spätestens jetzt Zeit, den Arzt aufzusuchen. Er wird, wenn erforderlich, ein Cortison-haltiges Arzneimittel verschreiben. Auch hier ist der erste Schritt eine örtliche Behandlung, also eine Cortison-haltige Lösung bzw. ein Spray für Augen und Nase. Der nächste Schritt ist die Einnahme Cortison-haltiger Tabletten. Unbedingt zu vermeiden ist die Injektion Cortison-haltiger Kristallsuspensionen. Sie können zu schweren Nebenwirkungen führen.

Arzt aufsuchen!

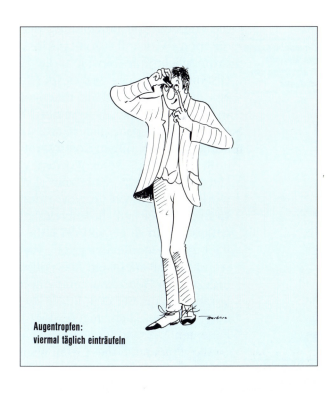

Augentropfen:
viermal täglich einträufeln

Anwendung von Arzneimitteln

3.1 Nasen- und Augentropfen mit vorbeugender Wirkung

Welche Möglichkeiten gibt es für eine örtliche Behandlung im Nasen- und Augenbereich mit Nasen- und Augentropfen?

Cromoglicinsäure blockiert die Freisetzung von Histamin

Eine örtliche Behandlung ist immer dann zu empfehlen, wenn die Heuschnupfensymptome nicht allzu stark ausgeprägt sind.

Sehr sinnvoll und völlig nebenwirkungsfrei ist die vorbeugende Behandlung mit Arzneimitteln, die den Wirkstoff Cromoglicinsäure enthalten. Cromoglicinsäure blockiert die Freisetzung des Histamins, also des Stoffes, der für die Symptome des Heuschnupfens in erster Linie verantwortlich ist (siehe auch Seiten 11 und 13). Der Nachteil der Cromoglicinsäure: Damit ihre Wirkung voll zum Tragen kommt, muß die Behandlung mindestens zwei Wochen vor Beginn der Heuschnupfenzeit einsetzen! Das Arzneimittel wird in Form von Augen- oder Nasentropfen viermal täglich auf die Schleimhäute des Bindehautsacks am Auge und/oder die Nasenschleimhaut gegeben. Regelmäßige, vorbeugende Anwendung hat meist ein fast vollständiges Unterdrücken der Heuschnupfen-Symptome zur Folge. Voraussetzung für den Erfolg ist allerdings die gute und wirklich regelmäßige Mitarbeit des Patienten!

Rezeptfrei in der Apotheke

Alle Präparate, die Cromoglicinsäure enthalten, sind rezeptfrei in Apotheken erhältlich. Ihre Apotheke nennt Ihnen Handelspräparate und berät Sie bei der Anwendung.

Anwendung von Arzneimitteln

Nedocromil-Natrium, ein neuerer Wirkstoff

In der Wirkung ähnlich wie Cromoglicinsäure ist das Nedocromil-Natrium, ein neuerer Wirkstoff zur örtlichen Anwendung an Auge und Nase. Nedocromil wird zweimal täglich bei einer Bindehautentzündung des Auges in den Bindehautsack eingeträufelt. Bei Nasenbeschwerden des Heuschnupfens wird Nedocromil als Spray in die Nase gesprüht. Der Vorteil gegenüber der Cromoglicinsäure ist, daß eine Anwendung von zweimal täglich ausreichend ist. Da Nedocromil-Zubereitungen zur Anwendung bei Heuschnupfen noch sehr neu auf dem Markt sind, läßt sich noch nicht abschätzen, ob Cromoglicinsäure oder Nedocromil günstiger ist. Präparate, die Nedocromil enthalten, sind verschreibungspflichtig.

3.2 Nasen- und Augentropfen mit Sofortwirkung

Antihistaminika blockieren die Wirkung von Histamin

Für die örtliche Behandlung von Heuschnupfensymptomen gibt es auch Nasen- und Augentropfen, deren Wirkung schon nach etwa zehn Minuten einsetzen kann. Es handelt sich um Tropfen und Sprays, die Antihistaminika enthalten (siehe Seite 39). Diese Arzneimittel wirken im Körper dadurch, daß sie die Wirkung des Histamin blockieren. Die Wirkung setzt – anders als bei der Cromoglicinsäure – schnell ein und hält

Anwendung von Arzneimitteln

Noch keine Langzeiterfahrungen mit Azelastin und Levocabastin

mehrere Stunden an. Die Arzneistoffe machen nicht müde und sind nach den bisherigen Erkenntnissen gut verträglich. Die modernen Vertreter dieser Wirkstoffgruppe, das Azelastin und das Levocabastin, sind allerdings noch nicht lange auf dem Markt, so daß bisher keine Langzeiterfahrungen vorliegen. Beide Arzneistoffe sind verschreibungspflichtig. Sie werden in die Nase eingesprüht oder ins Auge geträufelt.

Das nicht verschreibungspflichtige Antihistaminikum Antazolin ist in Verbindung mit einem schleimhautabschwellenden Arzneistoff (siehe unten) als Augentropfen-Präparat im Handel. Dieses Arzneimittel eignet sich nur für die kurzfristige Anwendung.

3.3 Nasentropfen für den „Notfall"

Was ist zu schleimhautabschwellenden Nasentropfen beim Heuschnupfen zu sagen?

Schleimhautabschwellende Nasentropfen enthalten Arzneistoffe, die zu einer Verengung der Blutgefäße führen. Insbesondere kommt es zu einer Verengung der kleinen Blutgefäße in der Nasenschleimhaut. Die Folge ist eine verminderte Sekretion in der Nase, weil aus einem vereng-

Anwendung von Arzneimitteln

Nachteil: Gewöhnung

ten Gefäß weniger Flüssigkeit an die Umgebung abgegeben werden kann. Diese Arzneimittel wirken recht gut und zuverlässig. Ihr Nachteil ist, daß sie zu einer Gewöhnung führen. Die starke Verengung der Gefäße führt schließlich zu einer Schädigung der Nasenschleimhaut. Im schlimmsten Fall ist diese Schädigung irreversibel, das heißt, sie läßt sich nicht wieder rückgängig machen.

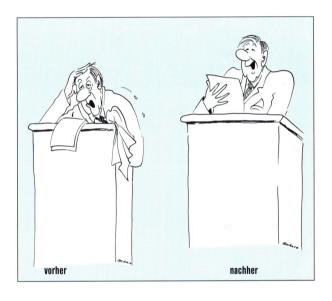

vorher — nachher

Nicht länger als zwei Wochen anwenden!

Wichtiger Hinweis für die Anwendung schleimhautabschwellender Tropfen und Sprays: Die Anwendungszeit sollte in keinem Fall den Zeitraum von zwei Wochen überschreiten! Da der Heuschnupfen in der Regel länger anhält als zwei Wochen, sollten schleimhautabschwellende Tropfen wegen der Gefahr der Schleimhautschädigung nur als „Notfalltropfen" benutzt werden!

Es gibt auch Präparate, in denen das vorbeugend wirkende Cromoglicin mit einem schleimhautabschwellenden Arzneistoff kombiniert ist Damit soll eine Sofortwirkung sichergestellt sein Vorteilhafter und sicherer ist es jedoch, die Arzneistoffe nicht kombiniert, sondern einzeln anzuwenden. Präparate mit schleimhautabschwellenden Wirkstoffen (Tab. 1) sind rezeptfrei in Apotheken erhältlich.

Tab. 1: Wirkstoffe, die in schleimhautabschwellenden Nasentropfen enthalten sind

- Indanazolin
- Naphazolin
- Oxymetazolin
- Tetryzolin
- Tramazolin
- Xylometazolin

Alle Präparate mit diesen Wirkstoffen sind apothekenpflichtig. Sie sind rezeptfrei in Apotheken erhältlich. Es gibt niedrigdosierte Präparate für Kleinkinder und höherdosierte für Schulkinder/Erwachsene. Ihre Apotheke nennt Ihnen Handelspräparate.

Anwendung von Arzneimitteln

3.4 Arzneimittel zum Einnehmen

Wenn vorbeugend wirksame Arzneimittel nicht mehr ausreichen, ist die Einnahme von Antihistaminika anzuraten. Welche Mittel gibt es, wie wirken sie, was ist bei ihrer Einnahme zu beachten?

Antihistaminika sind Arzneistoffe, die die Wirkung des körpereigenen Histamins unterdrücken (siehe Seiten 11 und 13). Es gibt heute eine Vielzahl verschiedener Antihistaminika (siehe Tabelle 2). Für Erwachsene stehen Tabletten und Dragees zur Verfügung, für Kinder gibt es Tropfen und Säfte. Die einzelnen Arzneistoffe unterscheiden sich im wesentlichen in ihrer Wirkdauer (i.a. zwischen drei und acht Stunden) und in ihrer unterschiedlich stark beruhigenden bzw. Müdigkeit auslösenden Wirkung. Die Müdigkeit auslösende (= sedierende) Wirkung ist im allgemeinen eher unerwünscht. In den ersten Tagen der Einnahme von Antihistaminika ist dieser sedierende Effekt zu berücksichtigen: Es ist ratsam, Tätigkeiten zu vermeiden, die das volle Reaktionsvermögen verlangen (Autofahren, Bedienen von Maschinen). Bei regelmäßiger Einnahme verschwindet der sedierende Effekt innerhalb von ein bis zwei Wochen, während die erwünschte Wirkung auf die Heuschnupfensymptome erhalten bleibt.

Alle Antihistaminika wirken erfolgreich, sofern sie in den richtigen zeitlichen Abständen eingenommen werden. Auch eine Einnahme nur bei Bedarf ist möglich, z.B. wenn man weiß, daß

Anwendung von Arzneimitteln

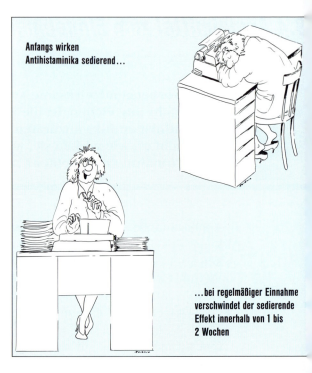

Anfangs wirken Antihistaminika sedierend...

...bei regelmäßiger Einnahme verschwindet der sedierende Effekt innerhalb von 1 bis 2 Wochen

man nur zu bestimmten Zeiten einem Kontakt mit Pollen ausgesetzt ist. Ein Vorteil der Antihistaminika ist, daß ihre Wirkung sehr schnell einsetzt, nämlich innerhalb von 20 bis 30 Minuten. Die Dosierung ist bei den einzelnen Präparaten sehr unterschiedlich. Es ist empfehlenswert, den Beipackzettel des jeweiligen Arzneimittels genau zu lesen und die dort genannte Dosierung sorgfältig einzuhalten, sofern der Arzt keine besonderen Ratschläge erteilt hat.

Außer der sedierenden Wirkung haben Antihistaminika keine wesentlichen weiteren unterwünschten Wirkungen und werden im allgemeinen sehr gut vertragen. Übrigens sind inzwischen auch Wirkstoffe im Handel, die nicht müde machen: Astemizol, Cetirizin, Loratadin und Terfenadin.

Anwendung von Arzneimitteln

Tab. 2: Wirkstoffe, die in Antihistaminika enthalten sind

- Astemizol
- Bamipin
- Cetirizin
- Clemastin
- Dimetinden
- Doxylamin
- Loratadin
- Mebhydrolin
- Terfenadin

Cetirizin und Mebhydrolin sind verschreibungspflichtig. Alle anderen Antihistaminika sind rezeptfrei in Apotheken erhältlich. Ihre Apotheke nennt Ihnen Handelspräparate.

Welche Vorteile bieten die neueren Antihistaminika, z. B. Loratadin, Terfenadin, Astemizol und Cetirizin?

Keine Müdigkeit

Der große Vorteil der modernen Antihistaminika Loratadin, Terfenadin, Astemizol und Cetirizin ist, daß sie nicht müde machen. Allerdings ist ihre Wirkung auf die Heuschnupfensymptome auch nicht so intensiv wie die der klassischen Antihistaminika. Dafür ist auch eine höhere Dosierung möglich ohne die Gefahr von Nebenwirkungen. Eine Nebenwirkung ist Mundtrockenheit, die aber nie so störend ist, daß sie zum Absetzen der Arzneimittel zwingt. Anmerkung: Die Kombination von Terfenadin mit bestimmten innerlich verabreichten Anti-Pilzmitteln (Ketoconazol) kann zu Störungen am Herzen führen.

Unterschiede in der Wirkdauer

Es gibt einen ganz wesentlichen Unterschied zwischen Astemizol und den anderen Antihistaminika. Die Wirkdauer von Terfenadin, Astemizol und Cetirizin beträgt ungefähr 6 Stunden und liegt damit im Rahmen der klassischen Anti-

Anwendung von Arzneimitteln

Wirkdauer von vier Wochen

histaminika. Astemizol wird dagegen vom Körper nur sehr langsam wieder ausgeschieden und kann eine Wirkdauer bis zu vier Wochen (!) haben. Die lange Wirkdauer ist von Nachteil, weil die Substanz dadurch schlechter steuerbar wird. Man muß z. B. vier Wochen lang mit dem Arzneimittel im Körper leben, obwohl man sich nur für einige Stunden vor Heuschnupfensymptomen schützen wollte.

Achtung! Eine Prick-, IC-, Scratch-Testung (vgl. S. 28) sollte nicht vor Ablauf von vier Wochen nach Beendigung einer Behandlung mit Astemizol durchgeführt werden! Das Ergebnis könnte durch die lange Wirkdauer des Arzneistoffs verfälscht sein.

Was ist von der Einnahme von Schnupfenkapseln mit Langzeitwirkung zu halten?

Ständige Gefäßverengung kann Schleimhäute schädigen

Diese Arzneimittel enthalten Stoffe, die auf den Kreislauf wirken und insbesondere die Gefäße der Schleimhäute verengen. Das vermindert die Sekretion in der Nase und lindert so die Symptome des Schnupfens. In der Behandlung des Heuschnupfens ist von dieser Präparategruppe aber abzuraten. Die ständige Gefäßverengung kann zu einer Schädigung der Schleimhäute führen.

Besonders problematisch ist die Anwendung von Schnupfenkapseln bei Patienten, die an Bluthochdruck leiden und Arzneimittel gegen Bluthochdruck einnehmen. Wechselwirkungen zwischen den Arzneistoffen können für den Patienten gefährliche Auswirkungen haben.

Anwendung von Arzneimitteln

Immer wieder werden Calciumtabletten zur Behandlung von Allergien empfohlen. Wie ist das beim Heuschnupfen?

Calcium schadet nicht

Der Einsatz von Calcium ist nicht unumstritten. Eine gewisse Wirkung läßt sich dem Calcium bei der intravenösen Gabe wohl nicht absprechen: Injektionen von Calciumgluconat können durchaus antiallergische Wirkung zeigen. Ob dies auch für die Einnahme von Calcium-Tabletten (Brausetabletten, Trinkampullen) zur Vorbeugung und Behandlung von allergischen Erscheinungen gilt, ist nicht gesichert. Auf alle Fälle wird die Calciumzufuhr dem Körper nicht schaden.

Helfen auch homöopathische Arzneimittel gegen Heuschnupfen?

Homöopathie kann helfen

Der Einsatz homöopathischer Heuschnupfenmittel wird von entsprechend orientierten Ärzten gern empfohlen. Wenn der Heuschnupfen so richtig ausgebrochen ist, wird die Wirkung homöopathischer Mittel allerdings kaum ausreichen.

3.5 Cortison-haltige Arzneimittel

Wie sieht es aus mit dem Einsatz cortison-haltiger, oder genauer: glucocorticoid-haltiger Arzneimittel?

Nur unter ärztlicher Kontrolle!

Manche Formen des Heuschnupfens zeigen ein so starkes Beschwerdebild, daß eine Behandlung mit Antihistaminika nicht ausreicht. In diesen schweren Fällen kann es ratsam sein, auf Glucocorticoide zurückzugreifen. Glucocorticoide sind alle verschreibungspflichtig und sollten nur unter ärztlicher Kontrolle angewandt werden! Sinnvoll ist die Gabe niedrig dosierter Tabletten, gegebenenfalls auch eine örtliche Behandlung mit Lösungen und Sprays.

Auf gar keinen Fall dürfen Glucocorticoide in Form von Kristall-Suspensionen intramuskulär gespritzt werden! Die „Cortison-Spritze gegen Heuschnupfen" muß nach modernen medizinischen Erkenntnissen als ärztlicher Kunstfehler bezeichnet werden! Die gute Wirksamkeit der Glucocorticoide mag gelegentlich zu einer Daueranwendung verleiten. Wegen der Gefahr von Nebenwirkungen ist jedoch vor einer Daueranwendung – egal ob Tabletten oder örtliche Anwendung – unbedingt zu warnen!

Anwendung von Arzneimitteln

Mit welchen Nebenwirkungen ist zu rechnen?

Glucocorticoide gehören zu den Nebennierenrindenhormonen, die der menschliche Organismus seinem Bedarf entsprechend produziert. Es handelt sich dabei um lebensnotwendige Hormone, die im Körper vielfältige Aufgaben haben.

Wichtig: Vernünftige Dosierung, kurzfristige Anwendung

Werden Glucocorticoide in Form von Arzneimitteln dem Körper zugeführt, so hat das bei vernünftiger Dosierung und vor allem bei kurzfristiger Anwendung keine Folgen für die körpereigene Produktion der Nebennierenrindenhormone. Gefährlich wird es aber dann, wenn dem Körper über längere Zeit Glucocorticoidhaltige Arzneimittel zugeführt werden. Diese langfristige Zufuhr nicht körpereigener Nebennierenrindenhormone geschieht z.B. auch durch die bereits erwähnten Kristallsuspensionen. Kristallsuspensionen bilden im Körper ein Arzneimittel-Depot, das wochenlang wirksam sein kann. Werden dem Körper also ständig Glucocorticoide von außen (oder aus einem Arzneimittel-Depot im Körperinneren) zugeführt, kommt es zu einer Einschränkung oder sogar Einstellung der körpereigenen Produktion von lebenswichtigen Nebennierenrindenhormonen. Das hat für den gesamten Organismus schwerwiegende Folgen: Zum Beispiel werden die körpereigenen Abwehrkräfte stark unterdrückt, der Patient wird anfällig für viele Arten von Infektionen. Werden Glucocorticoide auf die Haut oder auf Schleimhäute zu oft aufgetragen, kommt es

Einfluß auf die Abwehrkräfte

Anwendung von Arzneimitteln

Nur bei schweren Krankheitsfällen!

zu einer Verdünnung der Haut („Papierhaut"). Die Haut wird allgemein empfindlicher, verletzlicher, es können Narben auftreten. Am Ort der Einstichstelle einer Injektion kann es zu einem Schwund an Fettgewebe kommen, es gibt häßliche Hauteinziehungen. Aufgrund möglicher schwerer Nebenwirkungen sollte die Anwendung von Glucocorticoiden also stets schweren Krankheitsfällen vorbehalten bleiben!

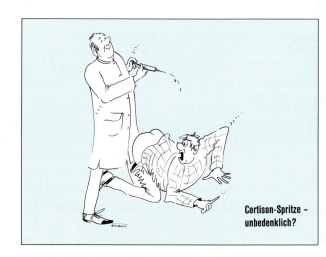

Cortison-Spritze – unbedenklich?

4. Die Hyposensibilisierung

Hyposensibilisierung – was ist das?

Spezifische Immuntherapie seit Jahrzehnten angewandt

Die Hyposensibilisierung, früher auch als Desensibilisierung bezeichnet und heute mehr allgemein als spezifische Immuntherapie (SIT), ist ein schon seit Jahrzehnten bekanntes und durchgeführtes Verfahren. Man versteht darunter eine Maßnahme, die den gesamten Organismus unempfindlich gegenüber den allergieauslösenden Stoffen (= Allergenen) macht. Das geschieht, indem in den Körper regelmäßig kleine Mengen des Allergens in den Oberarm eingespritzt werden. Man beginnt dabei mit extrem kleinen Mengen, auf die der Körper trotz der bestehenden Allergie kaum oder nur gering reagiert. Im Laufe der Behandlung, die sich über viele Wochen oder gar Monate erstrecken kann, werden immer mehr und größere Mengen des Allergens verabreicht. Ganz allmählich nimmt die Empfindlichkeit des Körpers gegenüber dem Allergen ab, bis letztlich keine allergische Reaktion mehr stattfindet.

Der Vorgang läßt sich so erklären: Der Organismus entwickelt einen Eiweißstoff, das Immunglobulin G, einen sogenannten blockierenden Antikörper. Diese Antikörper blockieren die in den Körper eindringenden Allergene und helfen so, die allergieauslösende Reaktion zu verhindern.

Was passiert im Körper?

Hyposensibilisierung

Was muß ein Patient über sich ergehen lassen, wenn er sich für eine Hyposensibilisierung entscheidet?

Austestung beim Arzt

Zunächst wird der Arzt eine Austestung vornehmen, damit er genau weiß, gegen welche Stoffe der Patient allergisch ist. Sind die allergieauslösenden Stoffe (Allergene) genau ausgetestet, bekommt der Patient ganz individuell seine allergene Lösung zusammengestellt, die alle wichtigen, höchstens jedoch vier Stoffe enthält, auf die er allergisch reagiert. In der Regel wird die allergene Lösung in drei verschiedenen Konzentrationen hergestellt. Der Arzt beginnt damit, die Lösung mit der niedrigsten Konzentration dem Patienten in den Oberarm einzuspritzen. Zunächst spritzt er eine ganz kleine Menge, die im Laufe der Behandlung auf maximal 1 ml gesteigert wird. Dann folgt die Behandlung mit der nächst höheren Konzentration der allergenen Lösung. Der Patient muß dazu etwa alle ein bis zwei Wochen den Arzt aufsuchen. Die ganze Behandlung wird sich mindestens über drei bis vier Monate erstrecken. Der Patient muß sich für die Hyposensibilisierung auch Zeit nehmen: Nach der Injektion muß er noch eine halbe Stunde in der Arztpraxis bleiben, damit der Arzt ihn überwachen kann. Es ist zwar selten, aber möglich, daß in der ersten halben Stunde nach der Injektion eine allergische Reaktion eintritt, die ärztlich behandelt werden muß.

Alle ein bis zwei Wochen eine Injektion

Hyposensibilisierung

Sollte die Hyposensibilisierung zu einer bestimmten Jahreszeit durchgeführt werden?

Im ersten Jahr nicht immer erfolgreich

Im Falle des Heuschnupfens sollte eine Hyposensibilisierung unbedingt vor Beginn einer neuen Heuschnupfensaison abgeschlossen sein, weil sonst keine Wirkung zu verzeichnen ist. Leider kann es so sein, daß im ersten Jahr nach einer Hyposensibilisierung noch kein voller Erfolg festzustellen ist. In der Regel muß das ganze Verfahren über drei Jahre durchgeführt werden.

Wie hoch sind die Erfolgsraten bei einer Hyposensibilisierung?

Erfolgsraten schwanken

Die Erfolgsraten schwanken beträchtlich, sie erreichen zum Teil aber auch nahezu 100 Prozent. Das bedeutet: Die Patienten, die sich über einen Zyklus von drei Jahren einer Hyposensibilisierung unterziehen, zeigen anschließend eine ausreichende Unempfindlichkeit gegenüber Pollen. Sie werden ohne oder nur mit geringen Beschwerden über den Sommer kommen.

Hyposensibilisierung

Bleibt der Erfolg einer Hyposensibilisierung lebenslang bestehen?

Wenn der Heuschnupfen zurückkehrt

Leider bleiben die Erfolge nicht lebenslang bestehen. Im Laufe der Jahre kann es wieder zu einem stärkeren Beschwerdebild des Heuschnupfens kommen. Dann ist eine nochmalige Hyposensibilisierung empfehlenswert. Meist wird der Patient schon nach einem Behandlungszyklus wieder eine positive Wirkung verspüren.

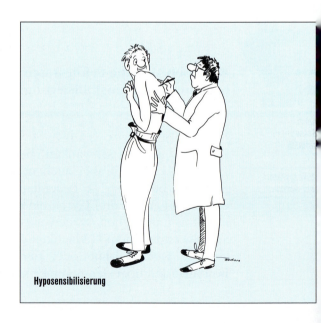

Hyposensibilisierung

Hyposensibilisierung

Ist eine Hyposensibilisierung auch für Kinder geeignet?

Kinder dürfen schlucken

Auch Kinder können hyposensibilisiert werden. Bis zum fünften Lebensjahr wird häufig eine orale Hyposensibilisierung durchgeführt, das heißt: die Pollen werden geschluckt. Ab dem fünften Lebensjahr bevorzugt man die Injektionstechnik, da sie wirksamer und somit erfolgversprechender ist.

Gibt es Patienten, denen von einer Hyposensibilisierung eher abzuraten ist?

Achtung, Schwangerschaft!

Keinesfalls sollte eine Hyposensibilisierung während einer Schwangerschaft durchgeführt werden, da die Gefahr schockähnlicher Ereignisse

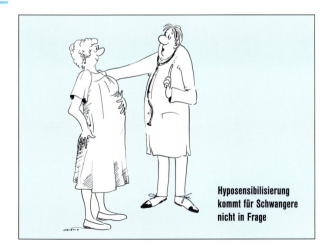

Hyposensibilisierung kommt für Schwangere nicht in Frage

Hyposensibilisierung

Kranke müssen verzichten

möglich ist und das heranwachsende Kind im Mutterleib gefährdet sein kann. Ebenso sollte auf eine Hyposensibilisierung verzichtet werden, wenn der Patient an einer Infektionskrankheit oder Fieber leidet. Das gilt nur für die Krankheitsphase. Nach überstandener Krankheit kann eine Hyposensibilisierung durchaus begonnen bzw. fortgesetzt werden.

Bei Patienten mit chronischen Infektionskrankheiten, wie z. B. Tuberkulose, oder mit immunologischen Erkrankungen darf keine Hyposensibilisierung durchgeführt werden. Das gilt auch für Patienten mit bösartigen Erkrankungen, schweren psychischen Störungen und labilem Asthma.